8
TC41
319

Dʳ E. CASSAËT
Professeur agrégé à la Faculté de médecine
Médecin des hôpitaux

REMARQUES A PROPOS

DE

L'EXAMEN BACTÉRIOLOGIQUE

DE

L'EAU D'UN PUITS DE BORDEAUX

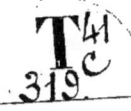

BORDEAUX
IMPRIMERIE DU MIDI
91, rue Porte-Dijeaux, 91

1893

REMARQUES A PROPOS

DE

L'EXAMEN BACTÉRIOLOGIQUE

DE

L'EAU D'UN PUITS DE BORDEAUX

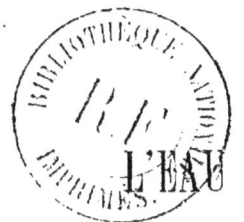
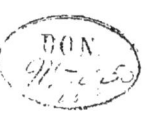

Par le Dr E. CASSAËT

PROFESSEUR AGRÉGÉ A LA FACULTÉ DE MÉDECINE
MÉDECIN DES HOPITAUX

Communication faite à la Société d'hygiène publique de Bordeaux.

BORDEAUX
IMPRIMERIE DU MIDI, P. CASSIGNOL
91 — RUE PORTE-DIJEAUX — 91
—
1893

REMARQUES A PROPOS

DE

L'EXAMEN BACTÉRIOLOGIQUE DE L'EAU D'UN PUITS

DE BORDEAUX

Lorsque Chantemesse et Widal, dans l'enquête qu'ils firent au sujet de l'épidémie de fièvre typhoïde de Pierrefonds, eurent la bonne fortune d'isoler dans l'eau incriminée, le bacille d'Eberth, on put croire, pendant quelque temps, que l'épidémiologie de cette affection était définitivement close et qu'il suffirait, dorénavant, de faire une recherche similaire pour retrouver, dans tous les cas, ses procédés de diffusion.

Cette opinion s'accrédita, du reste, après le Congrès de Vienne, où Brouardel s'affirma comme partisan de la transmission exclusive par l'eau et sans rencontrer de contradicteurs.

Bientôt, cependant, on vit se produire un nombre assez considérable de résultats négatifs, qui ne manquèrent pas que de diminuer cet enthousiasme et de rendre un peu indécis les hygiénistes, même les plus convaincus. Les difficultés de la recherche du bacille typhique dans l'eau peuvent, en effet, être considérables et demandent souvent un expérimentateur exercé, tout au moins dans l'art de la patience; elles tiennent à un assez grand nombre de causes. Parmi celles-ci la plus importante, sans conteste, est la similitude que l'on observe dans les cultures du bacille d'Eberth et de quelques autres espèces, lorsqu'on produit l'isolement sur plaques. D'autres relèvent de la manière dont l'échantillon d'eau a été recueilli, des conditions de renouvellement de cette eau dans les récipients où on la puise, puisqu'il est démontré aujourd'hui que lorsque ce renouvellement ne se fait qu'en surface, par trop-plein, les micro-organismes ont tendance à s'accumuler dans les couches immobiles du liquide et ne peuvent, par conséquent, apparaître au griffon.

Depuis la recherche de Chantemesse et Widal, il ne s'est pas toutefois passé d'année qui n'ait vu quelques auteurs corroborer les premiers résultats et parmi eux on peut citer les noms de Lœffler, Fodor, Pfluger, Monti, etc., etc., qui ont donné comme un renouveau d'actualité à l'examen bactériologique des eaux.

La nécessité des cultures s'imposait donc de plus en plus, quand la doctrine de la spécificité de la fièvre typhoïde, violemment attaquée par Roux et Rodet, dans leur communication à la Société de Biologie, parut ébranlée dans sa base. Le doute, pour la seconde fois, assaillit les esprits et avec une ténacité d'autant plus grande que la nouvelle théorie interprétait, en apparence au moins, d'une manière plus satisfaisante, ces cas limites dont il est difficile de dire qu'ils sont plutôt dothiénentérie qu'embarras gastrique fébrile simple. L'idée de l'auto-typhisation permettait mieux, en effet, de comprendre qu'à la suite d'un embarras gastrique léger, durant depuis quelques jours déjà, on put voir se produire une fièvre typhoïde d'une grande intensité; dans l'un et l'autre cas il ne pouvait être question, d'après Roux et Rodet, que de variations de virulence d'un même parasite, qui occasionnait tantôt la fièvre gastrique et tantôt la typhoïde, suivant que l'organisme récepteur offrait plus ou moins de résistance au bacille commun du colon.

Cette simplification de la cause des maladies fut la

raison de la faveur, de l'engoûment même avec lequel fut acceptée la théorie des auteurs lyonnais ; elle ne tendait à rien moins qu'à ruiner le rôle des causes externes à l'individu, même en les considérant comme capables seulement de diffuser un micro-organisme d'une virulence augmentée. Le rôle pathogène de l'eau dans l'étiologie de la fièvre typhoïde disparaissait pour ainsi dire du même coup.

Mais ce qui est simple n'est pas toujours exact. La théorie de l'éberthisation, combattue par les armes mêmes dont s'étaient servis ses inventeurs, fut bientôt battue en brèche tant sur le terrain de la biologie du microbe que sur celui du rôle pathogène qu'on lui avait assigné. Les noms de Chantemesse et Widal, de Strauss et Wurtz, de Perdrix sont attachés à cette réfutation, que les travaux récents de Neisser tendent encore à rendre plus complète.

De sorte, qu'aujourd'hui l'examen de toutes ces causes extrinsèques doit être pratiqué avec la plus minutieuse attention, toutes les fois que l'on a occasion d'observer quelques-uns de ces cas, dont nous parlions plus haut, au sujet desquels le diagnostic restant hésitant, la thérapeutique prophylactique est, par là même, incertaine. C'est sous cette impression que fut pratiqué, il y a quelques semaines, l'examen bactériologique de l'eau d'un puits utilisé par les habitants des numéros 13 et 15 de la rue V.....

La quantité d'eau prélevée fut de un litre et la mise en culture pratiquée suivant les procédés de Chantemesse et Widal, amélioré par Vaillard et Vincent, et celui de Péré (d'Alger). Une première remarque s'impose, tant à la suite du résultat obtenu dans ce cas, que dans bien d'autres similaires, c'est la supériorité incontestable du procédé de Péré. Elle tient uniquement à la quantité d'eau ensemencée : pour Vaillard et Vincent dix gouttes sont suffisantes, en moyenne, tandis que Péré opère souvent sur une somme totale de 800 grammes d'eau. Bien que dans notre cas, nous ayons réduit au huitième la quantité d'eau ensemencée, nous avons cependant obtenu de très riches cultures par le procédé de Péré, alors que les bouillons phéniqués de Vincent restaient stériles. Ceux-ci cependant ne doivent pas être abandonnés, car ils sont d'un grand secours pour l'isolement relatif des cultures qui ont déjà poussé dans les ballons de Péré. Nous conseillons donc, pour la recherche des colonies vivant sur milieu phéniqué, le procédé de Péré et, pour leur isolement, celui de Vaillard et Vincent ; une première cause d'erreur est ainsi évitée, celle de l'ensemencement d'une quantité insuffisante d'eau.

Une seconde cause d'erreur, dans la recherche du bacille typhique, tient à l'existence d'espèces microbiennes, capables de cultiver sur milieu phéniqué, en beaucoup plus grand nombre qu'on ne l'a cru tout d'abord. Vaillard et Vincent n'en avaient signalé que trois; Grobig, Macé, Cassedebat en ont, depuis, observé quelques autres: M. le professeur Ferré, au laboratoire de médecine expérimentale, et moi-même en avons aussi rencontré deux espèces. Il résulte donc, de ces différentes constatations que, souvent, il est nécessaire de pousser plus loin que trois passages les inoculations successives sur milieu phéniqué, pour arriver le plus près possible de l'isolement du bacille d'Eberth. Dans le cas qui nous occupe, j'ai encore obtenu, après le cinquième passage, des espèces qui liquéfiaient la gélatine et répandaient une odeur nauséeuse de putréfaction. Après le sixième passage, j'ai dû opérer une dilution au 1/2.000 pour ensemencer une boîte de Pétri, dans laquelle j'ai obtenu une cinquantaine de colonies dont une dizaine présentait l'aspect blanc-bleuâtre, nacré, irrégulier sur les bords, granuleux, d'un iceberg ou d'un flocon de neige écrasé, qui doit faire penser à l'existence du bacille d'Eberth, du coli bacille ou de quelques autres espèces.

Quant à la différenciation, elle fut opérée successivement sur lait simple, sur lait coloré par la teinture de tournesol, sur bouillon lactosé : elle permit de constater qu'en dernière analyse on avait affaire à un bacille mobile dont les cultures sur bouillon peptonisé donnaient immédiatement de l'indol, qui faisait fermenter rapidement et abondamment la lactose, mourait plus tard sur milieu lactosé, coagulait le lait en dix-huit heures, virait au rouge la teinture de tournesol; qui présentait en un mot tous les caractères du bacille commun du colon.

La conclusion s'imposait donc, l'eau du puits situé aux numéros 13 et 15 de la rue V....., était abondamment souillée par des microbes de la putréfaction et en particulier par le bacille commun du colon, dont les propriétés biologiques étaient telles qu'on pouvait le regarder comme virulent. Or, à moins de supposer que ce puits avait été directement pollué, on devait accepter l'idée d'une filtration souterraine des fosses d'aisances du voisinage vers le puits, et ce fut la raison qui décida la municipalité à en ordonner la fermeture immédiate. Le bénéfice ne se fit pas longtemps attendre, et ces cas d'infection digestive que l'on pouvait croire non spécifique, en raison de l'examen bactériologique, disparurent pour ne plus se reproduire.

Comparativement j'avais procédé, du reste, à l'examen bactériologique de l'eau qui alimente Bordeaux, l'eau de Budos. Elle fut trouvée, à cette époque, d'une grande pureté au point de vue microbien et resta notamment stérile, dans toutes les cultures qui furent faites du bacille d'Eberth ou du bacille commun du colon. Elle permit cependant d'isoler un micrococque dont la reproductivité n'avait en rien été altérée par six passages phéniqués, qui liquifiait la gélatine, donnait une colonie opalescente sur gélatine fortement phéniquée (10 gouttes à 5 p. 100 pour dix cc.), et rouge pourpre après évaporation de l'acide phénique, et répandait une odeur accusée de marée. Sans pousser plus loin ces cultures, je crus avoir affaire au micrococcus prodigiosus. Ce résultat vint, en tous cas, confirmer ce que je disais plus haut du grand nombre d'espèces capables de résister à trois passages phéniqués.

Bordeaux. — Imprimerie du Midi, P. Cassignol, 91, rue Porte-Dijeaux.

www.ingramcontent.com/pod-product-compliance
Lightning Source LLC
Chambersburg PA
CBHW070222200326

41520CB00018B/5744